Zinnkraut

EQUISETUM ARVENSE

Wohltuendes aus der Natur

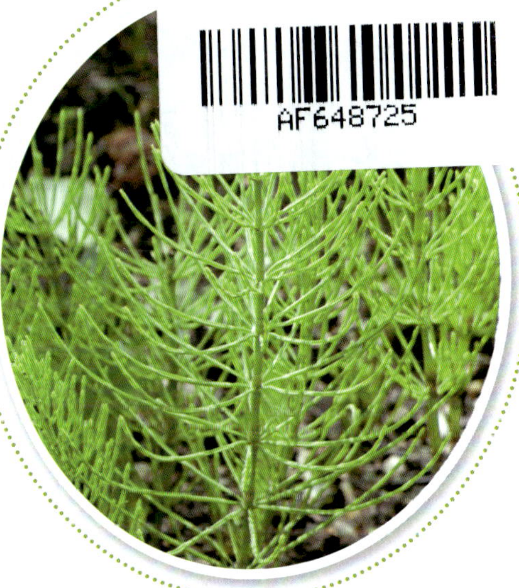

tosa

Inhalt

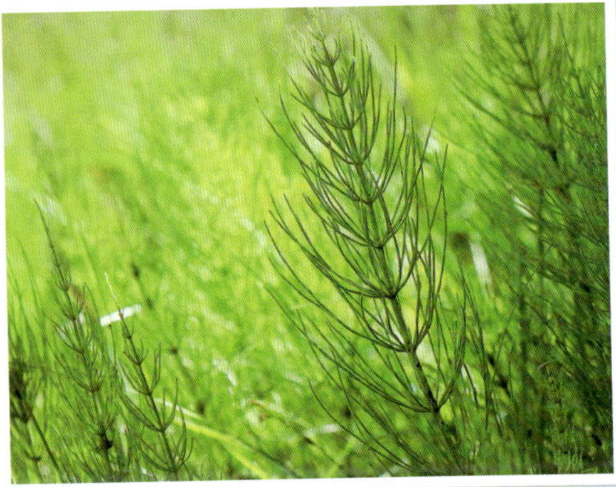

Vorwort

Das Zinnkraut, dessen offizielle Bezeichnung „Ackerschachtelhalm“ beziehungsweise wissenschaftlich *Equisetum arvense* lautet, wird sehr unterschiedlich wahrgenommen: Während es für die einen ein besonders hartnäckiges Unkraut darstellt, sehen andere in ihm eine wirkkräftige Heilpflanze. Auch in diesem Büchlein wollen wir uns den Vorzügen dieses in vielerlei Hinsicht interessanten Gewächses widmen, denn selbst im Garten, wo er fast schon gefürchtet ist, kann der Ackerschachtelhalm von Nutzen sein (siehe Seite 54 ff.).

Wesentlich bedeutsamer aber ist seine medizinische Anwendung. Bereits in der Antike wusste man um die wassertreibende Wirkung des Ackerschachtelhalms und schätzte ihn zudem als Husten- und Wundmittel. Bis ins Mittelalter hinein war er als

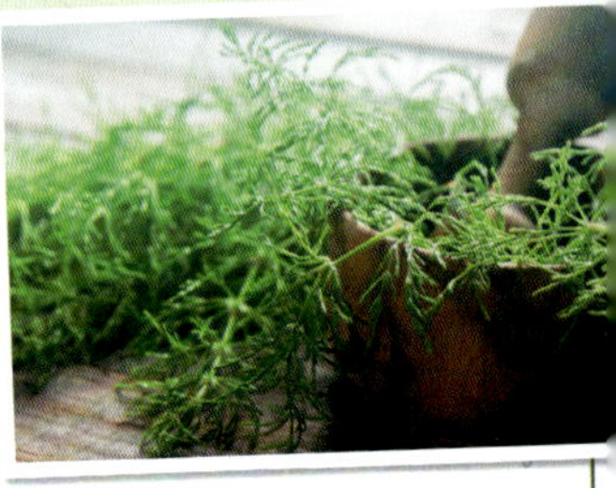

eine der bekanntesten und meist verwendeten Heilpflanzen aus der Volksheilkunde nicht wegzudenken, geriet dann aber mehr und mehr in Vergessenheit.

Seine Wiederentdeckung verdankt der Ackerschachtelhalm insbesondere dem Naturheilkundler Sebastian Kneipp, der als Begründer der Wassertherapie bekannt wurde. Dieser setzte ihn vorwiegend zur Behandlung von Stoffwechselkrankheiten wie Rheuma und Gicht ein, aber auch bei Grieß- und Steinleiden. Heute findet der Ackerschachtelhalm in zahlreichen Standardpräparaten bei diversen Beschwerden und Krankheiten Anwendung. So ist er beispielsweise in den allermeisten Nieren- und Blasentees zu finden.

Übrigens: Die nach wie vor sehr gebräuchliche Bezeichnung „Zinnkraut“

rührt aus der Zeit her, als man Geschirr (und andere Utensilien) aus Zinn benutzte – zu dessen Reinigung man den Ackerschachtelhalm verwendete. Denn die in der Pflanze enthaltenen Kieselsäurekristalle (siehe auch Seite 26f.) sorgten für eine gründliche und zugleich sanfte Reinigung. Das funktioniert heute ebenfalls noch. Haben Sie eine Edelstahlspüle? Dann probieren Sie es doch einfach mal aus, Sie werden überrascht sein … Auch zum Polieren von anderen Metallgegenständen sowie von Holz eignet sich das Zinnkraut vorzüglich – ebenso wie zum Schärfen von Messern.

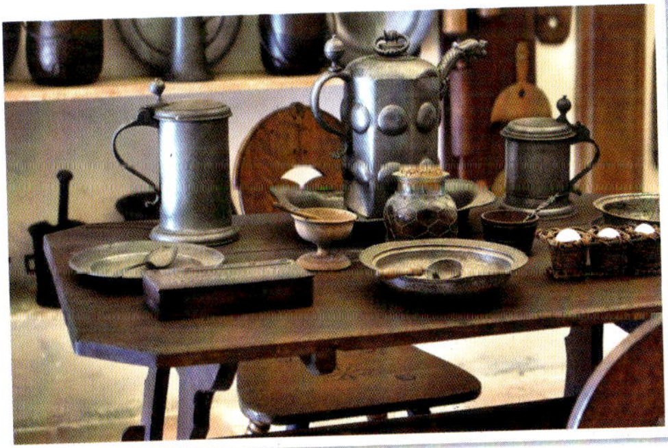

Steckbrief

Wissenschaftlicher Name:
Equisetum arvense

Andere Namen:
Ackerschachtelhalm, Pfannenputzer, Scheuerkraut, Fegekraut, Schaftheu, Katzenwedel, Pferdeschwanz

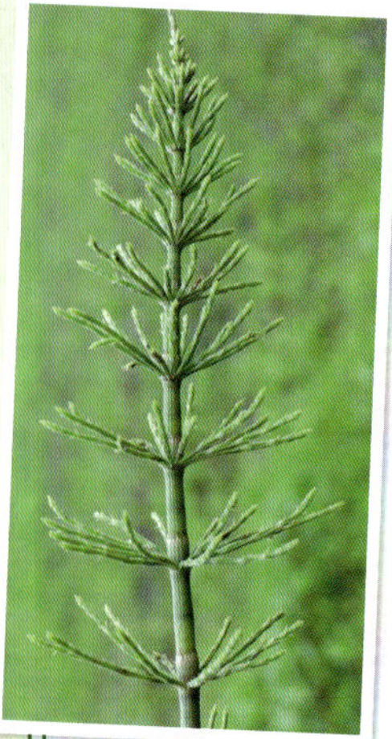

Familie:
Schachtelhalmgewächse (*Equisetaceae*)

Verwendete Pflanzenteile:
vor allem die grünen Sommertriebe, seltener die Sporenträger und Wurzelknollen

Erntezeit/Sammelzeit:
Frühling bis Herbst, die Sommertriebe können von Mai bis August/September geerntet werden

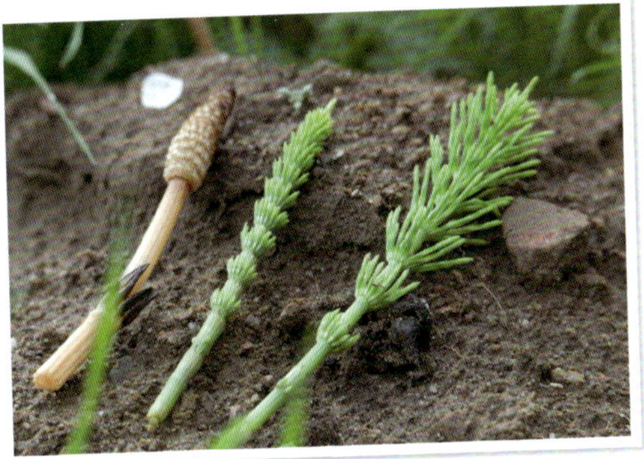

Die wichtigsten Inhaltsstoffe:
Kieselsäure, Kalium, Magnesium, Flavonoide, Saponine

Medizinische Anwendung/Volksmedizin:
Zinnkraut wirkt harntreibend und entwässernd, stärkt das Bindegewebe (insbesondere Knorpel, Sehnen, Bänder und Knochen), fördert das Wachstum von Haaren und Nägeln, unterstützt die Wundheilung und regt den Stoffwechsel an; die Anwendung kann innerlich und äußerlich erfolgen.

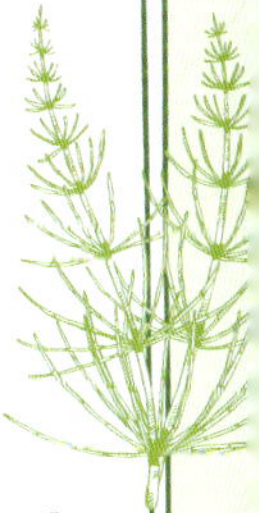

Planetenzugehörigkeit:
Saturn

Das Zinnkraut, auch Ackerschachtelhalm genannt, gehört zur Familie der Schachtelhalmgewächse *(Equisetaceae)* und ist eines der wenigen heute noch erhaltenen Überbleibsel aus der Urzeit, genauer gesagt aus dem Erdaltertum (Paläozoikum). Seine Vorfahren wuchsen somit bereits vor knapp 400 Millionen Jahren auf der Erde. (Zum Vergleich: Die Dinosaurier lebten vor 235 Millionen Jahren, bis sie vor gut 60 Millionen Jahren

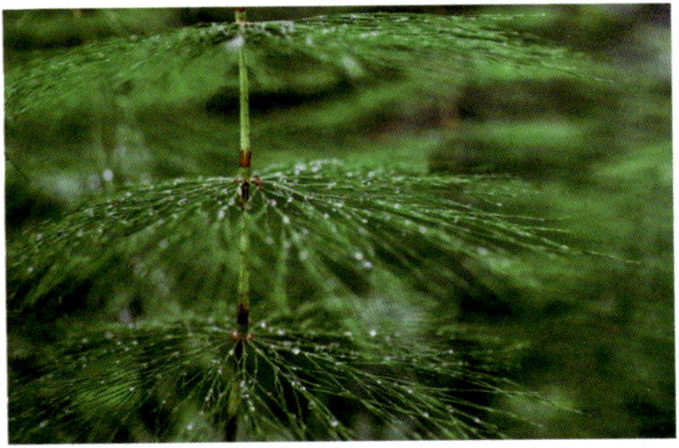

ausstarben). Laut geologischen Funden erreichten sie damals eine Höhe von bis zu 30 Meter und einen Stammdurchmesser von 1 Meter. Zusammen mit Urfarnen und Moosen bevölkerten sie riesige Wälder, darunter auch die Steinkohlewälder des Karbonzeitalters, in denen sie ihre höchste Vielfalt hervorbrachten.

Heute gibt es nur noch eine Gattung der Schachtelhalme, die 15 bis 20 Arten umfasst (die genaue Zahl ist umstritten). Dabei wird zwischen zwei Untergattungen unterschieden: Die Gattung *Hippochaete* umfasst vor allem wintergrüne Arten, während bei den Arten der Gattung *Equisetum* die Sprosse nur während der Vegetationsphase vorhanden sind und später absterben. Unter ihnen ist der Ackerschachtelhalm vermutlich der bekannteste Vertreter, wobei er leicht mit dem giftigen Sumpfschachtelhalm verwechselt werden kann (siehe Seite 18 ff.). Einige andere Arten sind

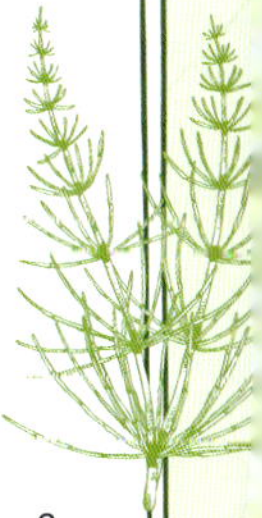

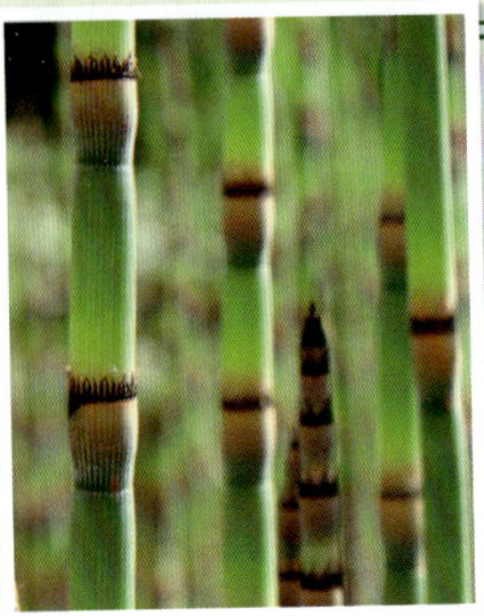

sogar gern gesehene Gartenpflanzen (was man vom Zinnkraut in der Regel nicht behaupten kann, siehe Seite 61 ff.), zum Beispiel der Winterschachtelhalm *(Equisetum hyemale)*, der Riesenschachtelhalm *(Equisetum telmateia)* oder der Teichschachtelhalm *(Equisetum fluviatile)*, der – wie der Name schon sagt – vor allem bei der Begrünung von Zierteichen zum Einsatz kommt.

Den Namen „Schachtelhalm" verdanken diese Pflanzen sehr wahrscheinlich der „verschachtelten" Struktur ihres Stängels (siehe Abbildung), bei dem sich jeweils ein Teilstück aus dem darunter liegendem Stück schiebt. Es heißt sogar, diese Konstruktion hätte Pate bei der Entwicklung des Teleskopstocks gestanden, der ja ebenfalls ineinander geschachtelt wird.

Vorkommen

Aufgrund der weit zurückreichenden Geschichte der Schachtelhalmgewächse lässt sich deren genauer Ursprung nicht mehr bestimmen. Man geht aber davon aus, dass dieser auf dem Urkontinent Gondwana liegt, der seinerzeit die südliche Erdhalbkugel dominiert hat. Dort lassen sie sich heute immer noch vereinzelt finden (zum Beispiel in Australien, Neuseeland und Südafrika), allerdings handelt es sich dabei um eingeschleppte Arten. Demgegenüber haben sich die Schachtelhalme – auch der Ackerschachtelhalm – großflächig auf nahezu der

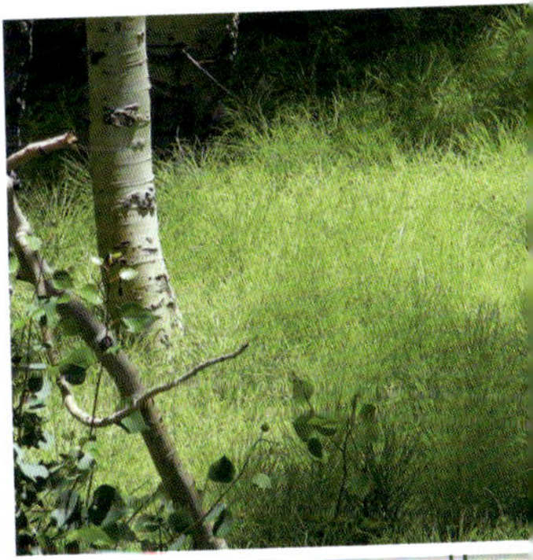

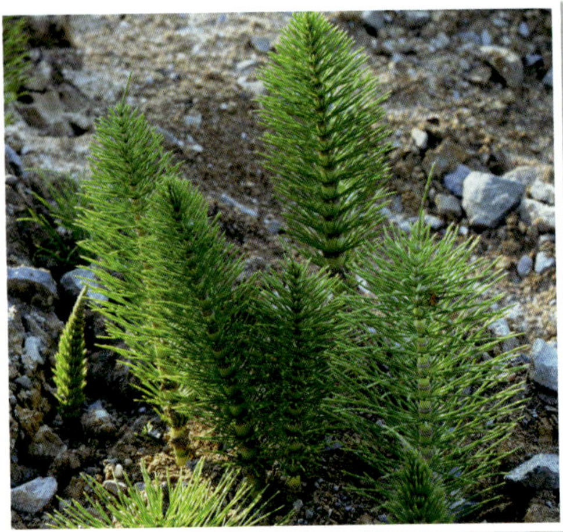

gesamten Nordhalbkugel von Amerika über Europa bis Asien ausgebreitet, wobei die anspruchslosen Pflanzen mit vielerlei Klimabedingungen zurechtkommen und zum Teil selbst in arktisch-alpinen Gefilden gedeihen.

In unseren gemäßigten Breiten mag es der Ackerschachtelhalm am liebsten sonnig und er gedeiht am besten auf feuchten,

Achtung!

Das Zinnkraut gedeiht auch gut an Bahndämmen. Hier allerdings sollten Sie es nicht ernten, da es an dieser Stelle sehr wahrscheinlich mit Rückständen von Pflanzenvernichtungsmitteln belastet ist. Generell sollten Sie den Standort, an dem Sie Kräuter ernten möchten, (soweit Ihnen dies möglich ist) auf Schadstoffe aufgrund von Umweltverschmutzung und anderen Gesundheitsgefahren überprüfen.

schweren Böden mit hohem Lehmanteil (er ist eine der wenigen Pflanzen, die Staunässe vertragen). Man findet ihn – wie sein Name nahelegt – bevorzugt auf Ackerflächen, aber auch auf Brachflächen, an lichten Wiesenrändern und Böschungen sowie in Eichen- und Auenwäldern.

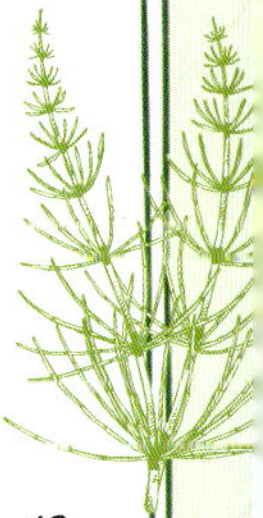

Der Ackerschachtelhalm beziehungsweise das Zinnkraut ist ein mehrjähriges krautiges Farngewächs. Als solches verfügt es über keine „klassischen" Wurzeln, sondern entwickelt ein weit verzweigtes Rhizomgeflecht, das bis zu 1,60 Meter tief in den Boden reicht. Aus diesen Rhizomen wachsen im Laufe des Sommers sowohl fruchtbare als auch unfruchtbare Triebe.

Im zeitigen Frühjahr (März/April) zeigen sich als Erstes die fruchtbaren Sprosse. Sie sind bis zu 20 Zentimeter hoch, astlos

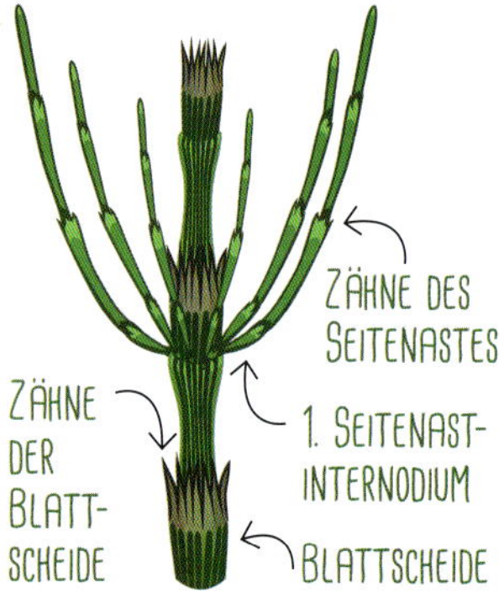

und bräunlich bis rötlich gefärbt. Sie besitzen auch keine Blüten, sondern bilden an ihren Spitzen eiförmige Sporenähren aus, in denen sich Sporen

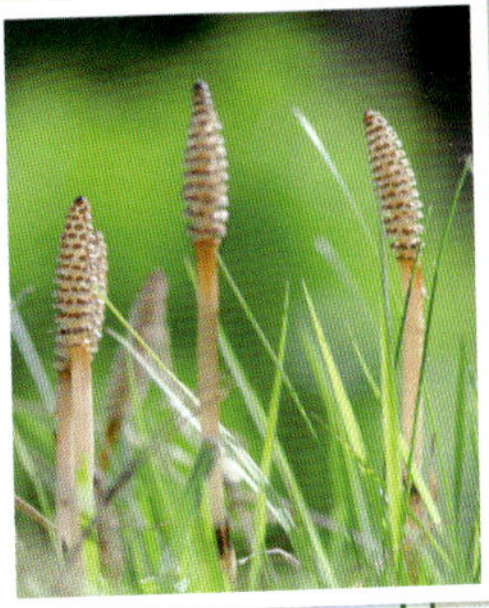

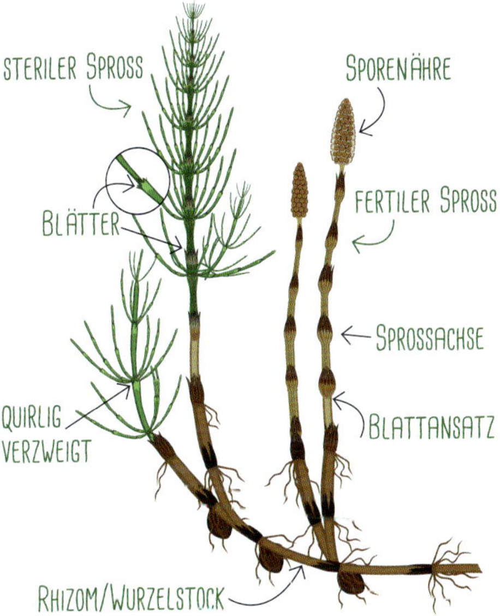

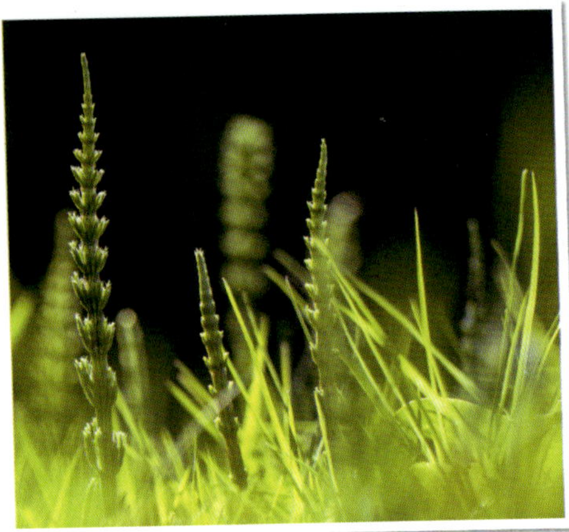

befinden, die vom Wind verbreitet werden. Nach dem Ausstäuben sterben die Sprosse ab. Ihnen folgen im Mai unfruchtbare grüne Triebstängel. Diese sind – mit Ausnahme der Spitze – reichlich verzweigt und erreichen eine Wuchshöhe von bis zu 50 Zentimeter sowie einen Durchmesser von 3 bis 5 Millimeter. Die Stängel gliedern sich in bis zu 20 Rippen und bilden an den Schaftknoten längliche Seitentriebe

(„Blätter“) aus, deren Blattscheiden über 10 bis 12 dreieckig-lanzettliche Zähne verfügen. Durch die quirlige Anordnung der Seitensprosse erinnert das Zinnkraut in dieser Form an kleine Nadelbäume, während es im Frühjahr eher einem Pilz gleicht. Genau wie die fruchtbaren Sprosse im Frühjahr sterben auch die Sommertriebe (in den Wintermonaten) wieder ab.

Für Gartenfreunde gut zu wissen: Das Zinnkraut kann sich nicht nur – wie gerade beschrieben – mithilfe von Sporen (geschlechtlich) vermehren, sondern zudem durch Rhizomteilung (ungeschlechtlich). Behalten Sie das im Hinterkopf, wenn Sie ihn aus Ihrem Garten vertreiben wollen und dabei versuchen, „das Übel an der Wurzel zu packen“. Durch Zerhacken des Rhizomgeflechts fördern Sie nur die Verbreitung der Pflanze. Und auch beim Ausgraben oder Ausreißen bleiben unweigerlich Rhizomreste in der Erde zurück, die wieder austreiben.

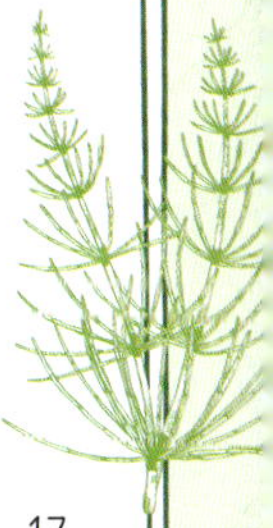

Achtung! Verwechslungsgefahr!

Aufgrund des urtümlichen Aussehens besteht kaum die Gefahr der Verwechslung mit Pflanzen aus anderen Familien. Jedoch wird das Zinnkraut bzw. der Ackerschachtelhalm immer wieder mit einem nahen Verwandten, dem giftigen Sumpfschachtelhalm, verwechselt, der mitunter an ähnlichen Standorten wächst. Folgende Unterscheidungsmerkmale helfen Ihnen, die beiden Arten auseinanderzuhalten:

- Bei fruchtbaren Sprossen gibt die Farbe des Stängels Aufschluss über die Artzugehörigkeit: Ist der Spross braun beziehungsweise bräunlich gefärbt, handelt es sich um den Ackerschachtelhalm. Beim Sumpfschachtelhalm sind sowohl die fruchtbaren als auch die unfruchtbaren Sprosse grün.

- Die Breite des Stängels ist ebenfalls ein Indikator, da der des Sumpfschachtelhalms deutlich dünner ist.

ACKERSCHACHTELHALM

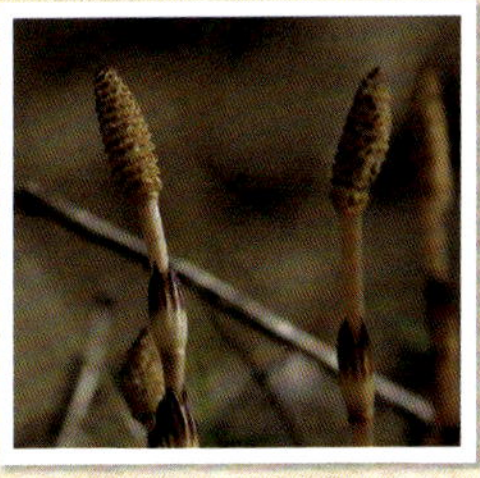

SUMPFSCHACHTELHALM

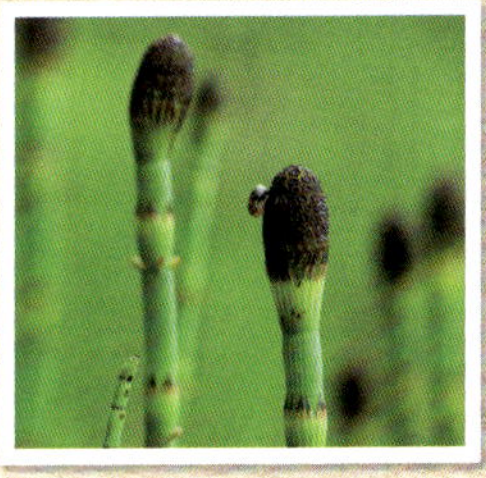

- Achten Sie auf die Blattscheide: Ist diese von mehr als 8 Zähnen umkränzt, deutet dies auf den Ackerschachtelhalm hin. Auch sind hier die unteren Scheiden der Seitentriebe heller gefärbt als beim Sumpfschachtelhalm (beim Ackerschachtelhalm grünlich, beim Sumpfschachtelhalm dunkelbraun).

- Zu guter Letzt betrachten Sie die Länge des ersten Seitentrieb-Internodiums, also des ersten Abschnitts des Seitentriebs, im Vergleich zur zugehörigen Blattscheide am Hauptspross: Ist das erste Internodium mindestens gleich lang oder länger, handelt es sich mit ziemlicher Sicherheit um einen Ackerschachtelhalm.

Ackerschachtelhalm

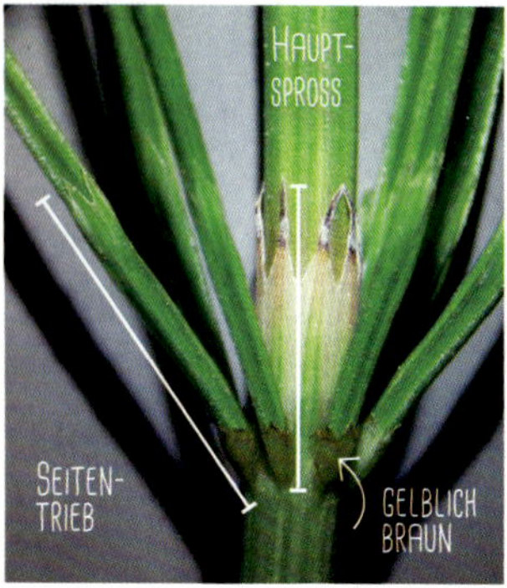

Sumpfschachtelhalm

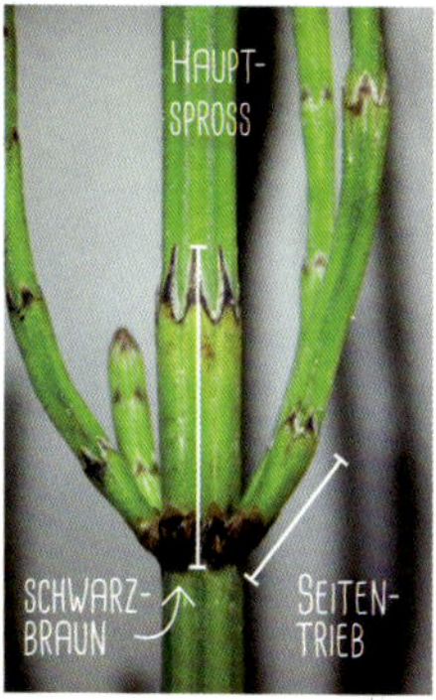

Sind Sie trotz allem unsicher, zeigen Sie die geernteten Triebe vor Verwendung (die Giftstoffe halten sich teilweise auch im getrockneten Kraut) einem Experten oder lassen Sie sie stehen.

Wenn Sie Ihre Heilkräuter generell nicht selbst suchen und ernten wollen, können Sie Zinnkraut sowie fertige Zinnkrautprodukte im Fachhandel erwerben, zum Beispiel in der Apotheke. Achten Sie dabei stets auf gute Qualität.

Das Sammeln von Zinnkraut

Für Heilzwecke werden die unfruchtbaren grünen Triebe verwendet. Die bevorzugte Erntezeit dafür ist zwischen Juni und Juli, da die Stiele später zunehmend verholzen und sich weniger Kieselsäure (siehe auch Seite 26 ff.) aus ihnen herauslösen lässt. Nutzen Sie einen sonnigen Tag und warten Sie, bis die morgendliche Feuchtigkeit abgetrocknet ist. Ernten Sie – nachdem Sie die Pflanze zweifelsfrei bestimmt haben (siehe Hinweise Seite 18 ff.) – am besten nur das obere Drittel des Zinnkrauts. Achten Sie darauf, dass das Erntegut keine dunklen Punkte aufweist, die auf einen Pilzbefall hinweisen, der meist aber erst im Spätsommer auftritt. Sie können Zinnkraut sowohl frisch als auch getrocknet verwenden.

Um es zu trocknen, binden Sie die geernteten Stängel fest mit Bindfaden zu Bündeln zusammen und hängen diese kopfüber an einem trockenen, warmen, luftigen Ort mit möglichst geringer Sonneneinstrahlung auf. Warten Sie, bis die Stängel völlig trocken sind, was in der Regel nur wenige Wochen dauert. Füllen Sie das getrocknete Kraut vorsichtig in Papiertüten, Leinensäcke oder auch Schraubgläser und bewahren Sie es bis zur Verwendung an einem trockenen Ort auf.

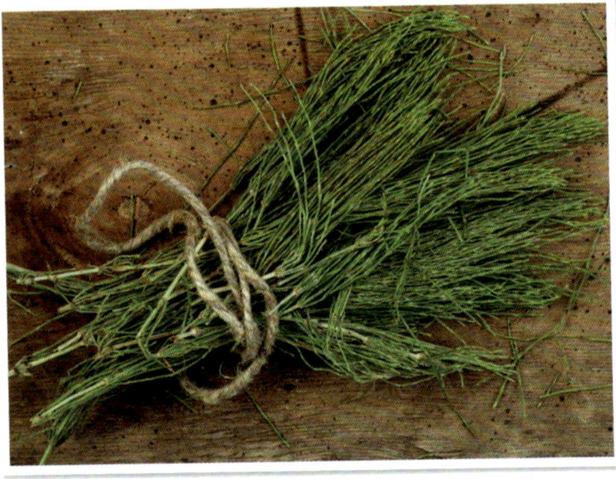

VERWENDUNGSMÖGLICHKEITEN

Auch wenn das Zinnkraut für einige Zeit in Vergessenheit geraten ist, findet es heute genauso wie vor Jahrhunderten vor allem in der Heilkunde Anwendung und hat sich dort einen festen Platz (zurück-)erobert (entsprechende Anwendungsmöglichkeiten finden Sie ab Seite 30). Dank seiner wertvollen Inhaltsstoffe ist es zudem für die Kosmetikindustrie von Interesse (siehe Seite 49 ff.).

Aber nicht nur uns Menschen tut Zinnkraut gut. Als Brühe oder Jauche (siehe Seite 55 ff.) ist es ebenfalls ein wirksames Pflanzenstärkungsmittel und kann wunderbar gegen Pilzkrankheiten wie den weißen Mehltau sowie bei Schädlingsbefall eingesetzt werden. Wer weiß, vielleicht wird Zinnkraut ja doch noch Gärtners Liebling …

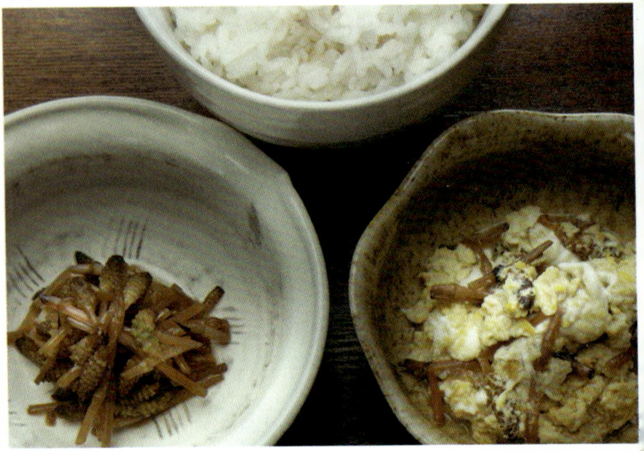

Als kulinarische Delikatesse dagegen wird das Zinnkraut in unseren Breiten trotz des nun schon seit einiger Zeit anhaltenden Food-Trends Wildkräuterküche wohl auch weiterhin nur eine sehr untergeordnete Rolle spielen (deutlich populärer ist es diesbezüglich in Japan und Russland). Grundsätzlich sind aber sowohl die braunen als auch die grünen Triebe sowie die Sporenähren und die Wurzelstöcke essbar.

Die jungen Stängel können dabei wie Spargel zubereitet werden, wobei man insbesondere die zarteren braunen Triebe (samt Sporenähren) ähnlich wie Pilze zudem als Pfannengemüse oder für Füllungen nutzt. Darüber hinaus lassen sie sich – zusammen mit den Blättern – Kochgemüse, Salaten oder Eierspeisen wie Omelett und Rührei beimischen. Wer Smoothies mag, kann diesen ebenfalls einige Stängel hinzufügen. Auch die kleinen Wurzelstöcke werden entweder roh verzehrt oder in Gemüsegerichten mitgekocht. Die Sporenähren dagegen werden häufig in Öl frittiert. Rezepte finden sich in unserem Kulturraum meist selten, aber vielleicht wecken diese Beispiele ja Ihre Experimentierfreude … Abschließend noch ein Wort zum Geschmack: Die grünen Triebe schmecken bitter und leicht salzig, während die weicheren braunen eher ein Pilzaroma besitzen.

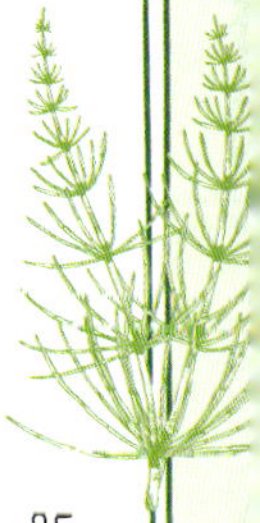

Zinnkraut für die Gesundheit

Es wurde nun schon einige Male erwähnt, dass Zinnkraut ein seit Langem bekanntes und geschätztes Heilkraut mit einem breiten Wirkspektrum ist. Doch worauf beruhen seine positiven Eigenschaften und Effekte auf unseren Körper? Zur Beantwortung dieser Frage empfiehlt es sich, einen näheren Blick auf die Inhaltsstoffe des Zinnkrauts zu werfen. Die wichtigsten von ihnen – neben diversen anderen – sind:

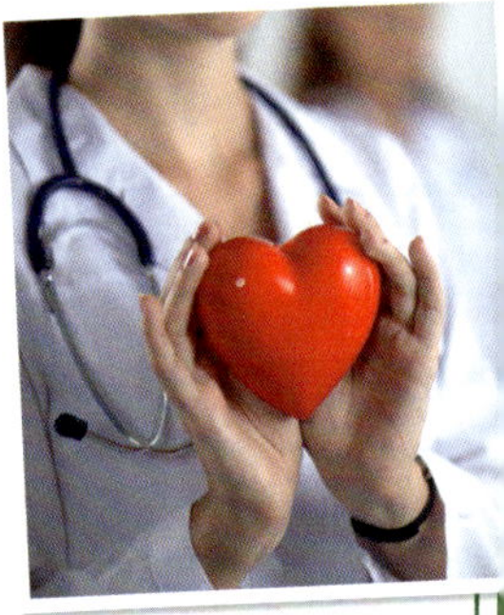

- **Kieselsäure:** Das in ihr enthaltene Silizium ist in fast jeder menschlichen Körperzelle enthalten und fungiert als wichtiger Nähr- und Aufbaustoff insbesondere für Knochen,

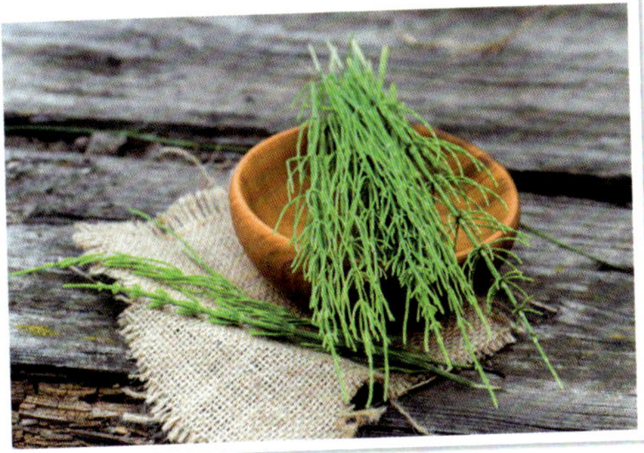

Knorpelmasse und Bindegewebe. Bei Letzterem erhöht Silizium zudem die Feuchtigkeitsbindung und sorgt so für mehr Spannkraft und Elastizität. Es kräftigt Haare, Nägel sowie Zähne und zeigt darüber hinaus eine antientzündliche und immunsystemstimulierende Wirkung. Der Gehalt an Kieselsäure ist beim Zinnkraut mit bis zu 7 Prozent sehr hoch.

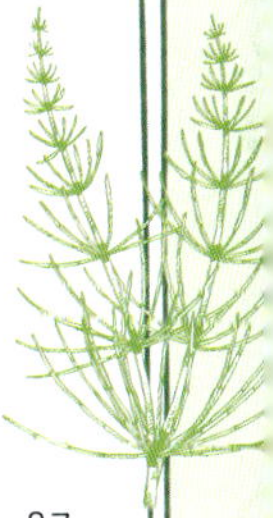

- **Mineralstoffe:** Ebenfalls im Zinnkraut enthalten sind die Mineralstoffe Kalium, Kalzium und Magnesium.

Sie sind u. a. wichtig für die Regulierung des Blutdrucks, die Knochen- und Zahngesundheit, die Muskelfunktion, das Nervensystem und das Wachstum. Darüber hinaus wirken sie stoffwechselanregend, wundstillend und immunstärkend.

- **Flavonoide:** Flavonoide sind sekundäre Pflanzenstoffe, unter denen sich größtenteils Farbstoffe befinden. Sie haben oftmals eine hohe antioxidative Wirkung. Das heißt, sie sind in der Lage, hochreaktive Sauerstoffverbindungen (sogenannte freie Radikale) im menschlichen Körper zu

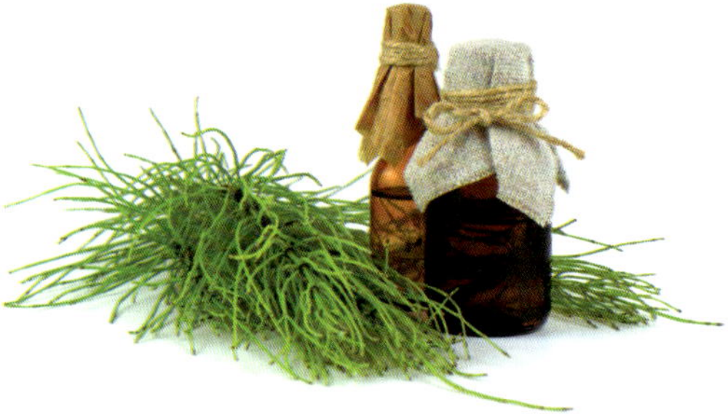

binden, die durch schädliche Umwelteinflüsse wie Umweltgifte und UV-Strahlen, aber auch im Rahmen körpereigener Prozesse entstehen. Flavonoide beugen so der Entstehung von Krankheiten vor. Untersuchungen deuten zudem darauf hin, dass sie eine antivirale, antibakterielle, antientzündliche sowie möglicherweise eine krebshemmende Wirkung haben. Auch eine positive Wirkung auf das Herz-Kreislaufsystem sowie Gehirnerkrankungen wird derzeit diskutiert.

- **Saponine:** Sie zählen zu den Glykosiden (aus denen viele Flavonoide bestehen) und verleihen dem Zinnkraut ebenfalls seine entzündungshemmende sowie harntreibende und schleimlösende Eigenschaft.

Bewährt haben sich bei der Nutzung von Zinnkraut u. a. die folgenden Darreichungsformen, Zubereitungen und Anwendungsmöglichkeiten:

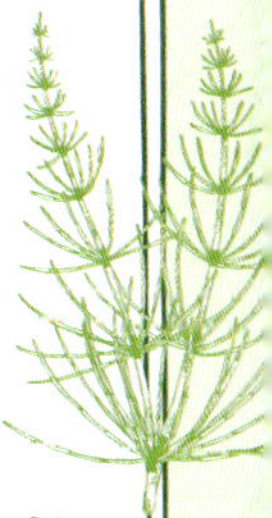

Zinnkrauttee

Der Aufguss von Zinnkraut ist ein wahrer Tausendsassa, der sich sowohl innerlich als auch äußerlich auf vielfältige Weise einsetzen lässt: Aufgrund seiner harntreibenden Wirkung empfiehlt er sich bei bakteriellen und entzündlichen Erkrankungen der Harnwege, der Nieren sowie der Blase, da diese so durchgespült und Keime ausgeschwemmt werden (genauso wie Nierengrieß). Aber auch

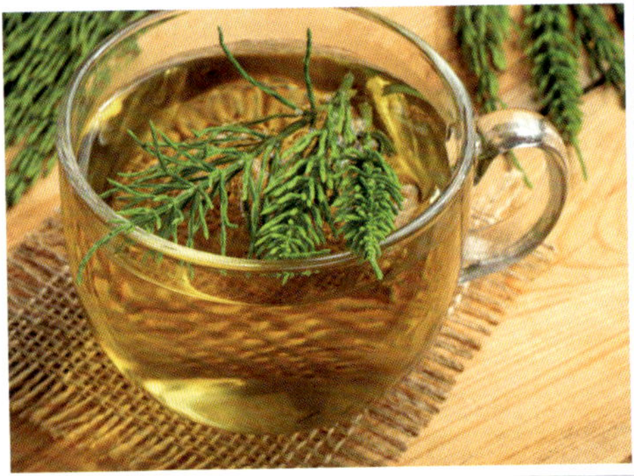

bei Blasenschwäche, häufigem Harndrang, Blasenkrämpfen und Inkontinenz wirkt er stärkend beziehungsweise beruhigend. Zudem wird er als hilfreiches Mittel bei Rheuma, Gicht und Husten geschätzt. Sein stärkender Effekt auf das Bindegewebe wirkt sich positiv auf Knochen und Gelenke sowie auf Sehnen und Bänder aus, weshalb er auch gern von Sportlern genutzt wird. Darüber hinaus verspricht sein Einsatz Besserung bei der Wundheilung sowie bei Hauterkrankungen und Hämorrhoiden.

Zubereitung:

1. 1 TL getrocknetes Zinnkraut mit 250 ml Wasser übergießen und aufkochen.
2. Den Aufguss 15 Minuten lang köcheln, um die im Kraut enthaltene Kieselsäure zu lösen.
3. Anschließend noch einmal 5 bis 10 Minuten ziehen lassen und abseihen.

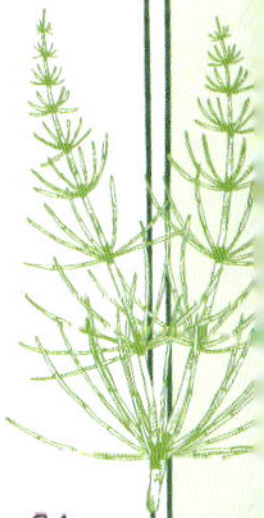

Alternativ können Sie auch einen Kaltwasser-Auszug herstellen:

1. 1 TL mit 250 ml kaltem Wasser übergießen.
2. 10 bis 12 Stunden, am besten über Nacht, ziehen lassen.
3. Danach den Aufguss kurz aufkochen und abgießen.

Genießen Sie 3 Tassen frisch zubereiteten Zinnkrauttee pro Tag (gegebenenfalls mit etwas Honig und/oder Zitrone), am besten zwischen den Mahlzeiten. Bei Rheuma, Gicht und geschwächten Gelenken trinken Sie 1 Tasse schluckweise über den Tag verteilt (siehe auch „Badezusatz“, S. 36). Als Teekur beziehungsweise Durchspülungstherapie empfehlen sich 4 bis 5 Tassen täglich über einen Zeitraum von einer Woche. Achten Sie dabei unbedingt auf eine ausreichende – zusätzliche! – Flüssigkeitsaufnahme. Die Trinkmenge sollte mindestens 2 Liter pro Tag betragen!

Planen Sie eine längere beziehungsweise regelmäßige Einnahme, dann konsultieren Sie bitte sicherheitshalber vorab den Arzt oder Heilpraktiker Ihres Vertrauens. Das gilt ebenso für Schwangere, Säuglinge, Kleinkinder und Senioren. Menschen, die an einer Herz- und/oder Nierenfunktionsstörung leiden, sollten gänzlich auf eine Einnahme verzichten.

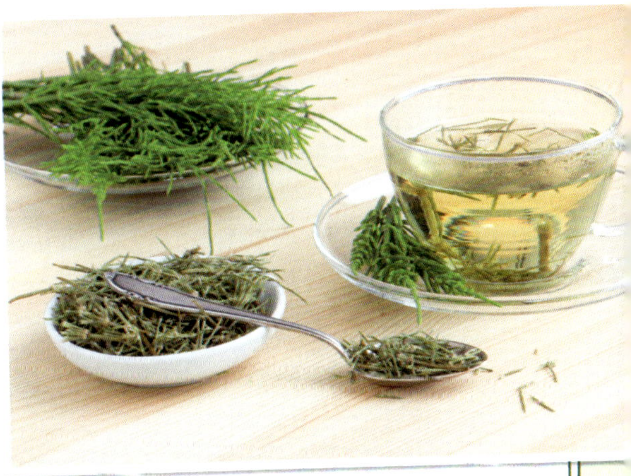

Zur Entschlackung

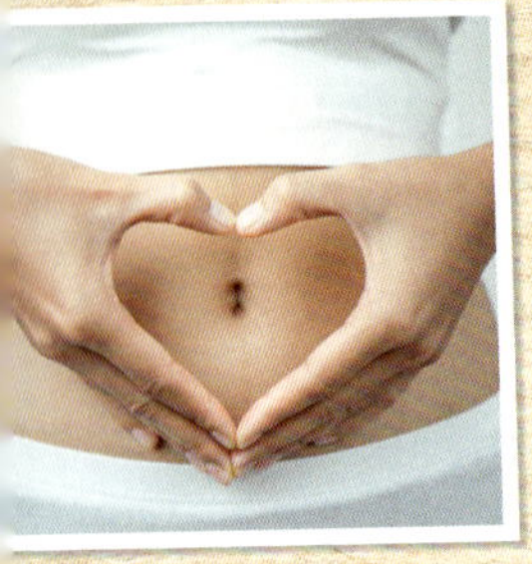

Diese Teemischung mit Zinnkraut eignet sich hervorragend zum Entschlacken und unterstützt Sie während einer Diät oder Detoxkur. Trinken Sie täglich bis zu 3 Tassen davon in kleinen Schlucken.

Zubereitung:

1. 1 TL getrocknetes Zinnkraut mit 1 TL Brennnessel, Holunderblüten, Melisse, Spitzwegerich und Löwenzahn mischen.
2. 1 TL der Teemischung mit 250 ml kochendem Wasser übergießen.
3. Den Aufguss 10 Minuten ziehen lassen und abseihen.

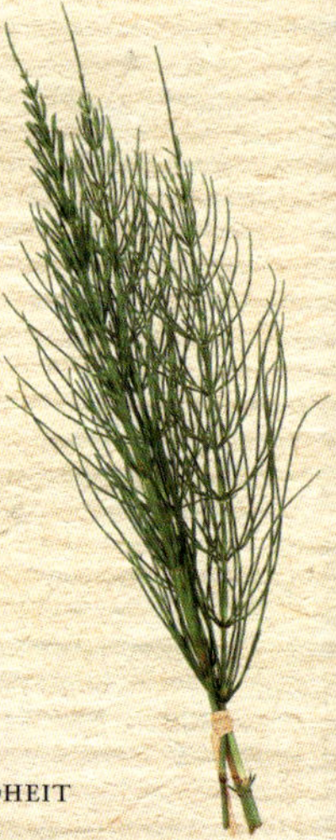

Es muss aber nicht immer gleich eine Kur/ Diät sein. Legen Sie doch einfach mal zwischendurch einen Entschlackungstag ein, an dem Sie insbesondere auf Zucker, Salz, Fett sowie Alkohol, Koffein und Nikotin verzichten. Sorgen Sie für ausreichend Schlaf und verschaffen Sie sich Bewegung. Gut geeignet sind dafür Ausdauersportarten wie Walken, Schwimmen oder Radfahren. Eine sanfte Massage rundet den Entschlackungstag wohltuend ab. Achten Sie an solchen Tagen besonders auf eine ausreichende Trinkmenge.

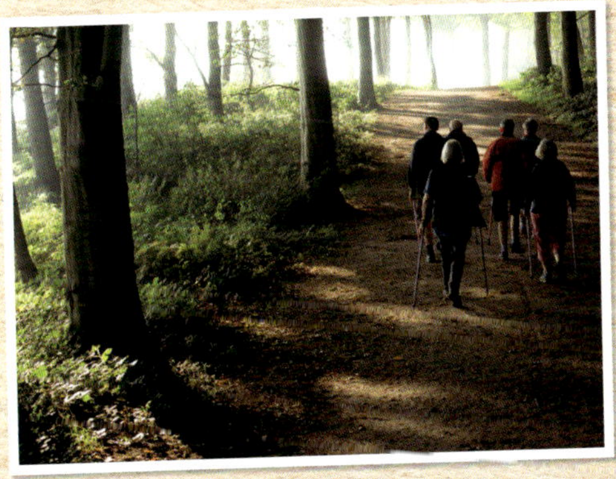

Mundwasser/zum Gurgeln

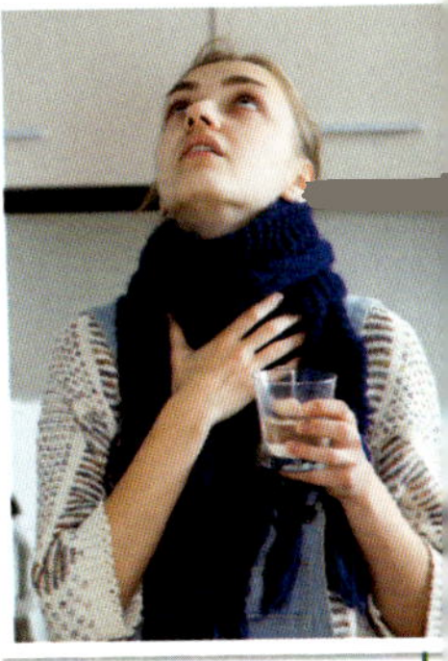

Der Zinnkrauttee von Seite 31 eignet sich hervorragend zur unterstützenden Behandlung von Entzündungen in Mund und Rachen sowie bei Halsschmerzen. Dazu mehrmals täglich mit dem kalten Aufguss gurgeln beziehungsweise den Mund ausspülen. Diese Anwendung empfiehlt sich zudem bei Zahnfleischbluten und Parodontose.

Badezusatz

Ein Zinnkrautbad kann bei Beschwerden im Bereich der Harn- und Geschlechtsorgane (zum Beispiel bei Blasen- oder Nierenbeckenentzündung, Harnwegsinfekten,

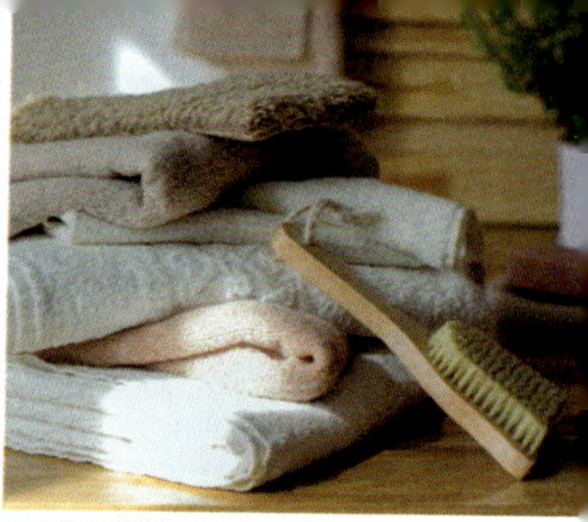

Prostatabeschwerden) unterstützend wirken, ebenso wie bei Rheuma, Gicht und Problemen mit der Bandscheibe, der Muskulatur oder den Bändern. Linderung verschafft ein solches Bad zudem bei Hämorrhoiden, Hautproblemen und schwer heilenden Wunden. Aber auch ohne akuten Grund sollten Sie sich hin und wieder ein Zinnkrautbad gönnen. Denn das stärkt die Abwehrkräfte, fördert die Durchblutung und strafft das Bindegewebe.

Je nach betroffener Körperregion und beabsichtigter Wirkung können Sie mit dem Badezusatz sowohl Teil-/Sitzbäder als auch Vollbäder durchführen. Verwenden Sie hierzu einen Aufguss wie auf Seite 31 beschrieben, jedoch aus 100 g Kraut und 1 l Wasser, den Sie dem Badewasser zusetzen. Die Temperatur des Badewassers sollte bei ca. 37 °C liegen und die Dauer des

Bades 20 Minuten nicht übersteigen. Ruhen Sie danach – warm in einen Bademantel eingehüllt – gegebenenfalls noch eine Weile.

Wickel und Auflagen

Wickel (auch Umschläge genannt) und Auflagen sind bekannte und altbewährte Heilmethoden, die auf sanfte Art Beschwerden lindern und die Heilung fördern. Sie können dazu fertige Auflagen und Wickelsets oder eigene Tücher etc. verwenden. Wichtig ist, dass es sich dabei um naturbelassene Stoffe wie Baumwolle, Leinen oder Wolle (hauptsächlich bei warmen Wickeln) handelt. **Achtung:** Der verwendete Zinnkrautaufguss kann zu Verfärbungen führen.

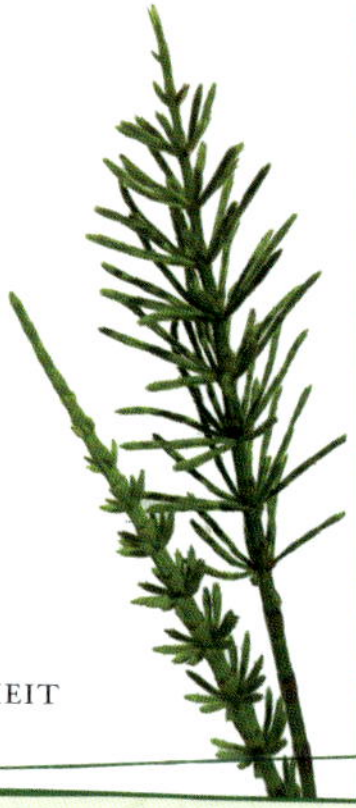

Einsatzgebiete von Zinnkrautwickeln und -auflagen sind Knochen- und Gelenksbeschwerden, Bänder- und Sehnenverletzungen sowie Entzündungen der Haut, Juckreiz, Ekzeme, Neurodermitis, Frostbeulen, Fersensporn, Blähungen und Harnwegsentzündungen. Auch bei der Wundbehandlung können Zinnkrautwickel und -auflagen helfen.

WUNDBEHANDLUNG

Gerade bei größeren beziehungsweise tiefen Wunden besteht eine erhöhte Infektionsgefahr. Deshalb sollten Sie hier auf eine Behandlung mit einem selbsthergestellten Aufguss beziehungsweise Auszug besser verzichten. Das gilt sowohl für Bäder als auch für Wickel, Auflagen und Waschungen. Achten Sie zudem auf die Einhaltung der entsprechenden Konzentrationen, da es Hinweise darauf gibt, dass höhere Mengen an Zinnkraut das Gewebe möglicherweise schädigen.

Für die Herstellung verwenden Sie den Zinnkrautaufguss von Seite 31, wobei Sie die Menge je nach Bedarf anpassen (für kühle Auflagen können Sie alternativ auch die Tinktur von Seite 45 in die benötigte Menge Wasser eintropfen – für eine kleinere Auflage reichen 10 bis 15 Tropfen). Tauchen Sie das Innentuch des Wickels oder die Auflage in die lauwarme Flüssigkeit, wringen Sie es/sie aus (es/sie sollte feucht, nicht tropfnass sein) und umwickeln beziehungsweise bedecken Sie damit die gewünschte Körperstelle (zur Fixierung von kleineren Auflagen empfiehlt sich ein Mullverband). Dort verbleibt der Wickel/die Auflage für 20 bis 30 Minuten, sofern Sie nicht negativ darauf reagieren

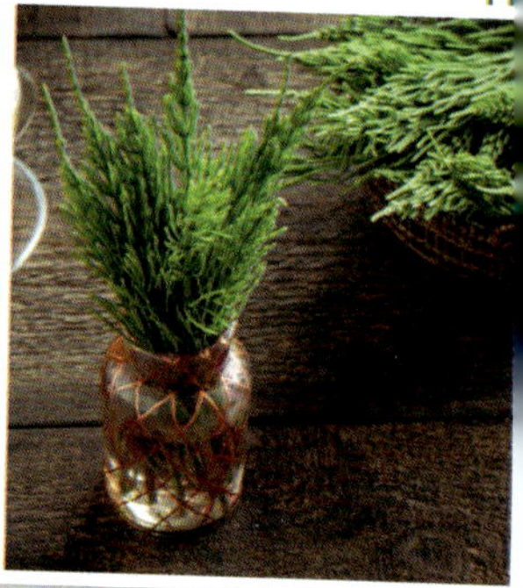

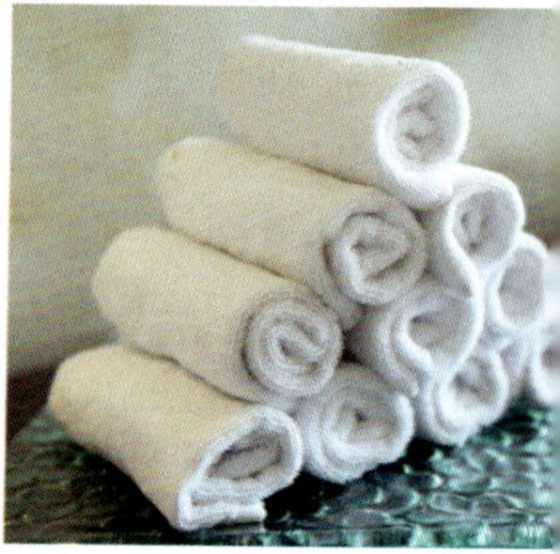

(Hautjucken oder eine andere unangenehme Reaktion). Waschen Sie die behandelte Hautpartie nach dem Entfernen des Wickels/der Auflage mit lauwarmem Wasser ab. Da Wickel und Umschläge u. a. der Entspannung dienen, sollten Sie für die Behandlung genügend Zeit einplanen, um noch etwas nachzuruhen. Bei der Behandlung eines Fersensporns oder bei Entzündungen im Nagelbereich können die Wickel/Auflagen durchaus auch über Nacht auf der betroffenen Stelle verbleiben.

Zur Muskellockerung, bei Krämpfen sowie bei Harnwegsentzündungen und Blähungen empfiehlt sich ein warmer Wickel beziehungsweise eine warme Auflage, den/die Sie wiederum entsprechend platzieren. Dort sollte er/sie ebenfalls rund 30 Minuten verbleiben.

Sollte sich der Wickel beziehungsweise die Auflage zu kühl anfühlen, entfernen Sie ihn/sie schon früher. **Wichtig:** Der verwendete Aufguss darf nicht zu heiß sein (etwa 50 °C). Am einfachsten lässt sich die Temperatur prüfen, indem Sie den Wickel/die Auflage vor dem Aufbringen kurz auf die Innenseite Ihres Unterarms legen.

Waschung

Ebenfalls wohltuend sind Waschungen mit dem Zinnkrautaufguss von Seite 31, die Sie am besten morgens durchführen. Durchfeuchten Sie dazu einen Waschhandschuh oder ein zusammengelegtes Leinentuch mit der kalten Flüssigkeit und tragen Sie mit gleichmäßigem Druck einen dünnen Feuchtigkeitsfilm auf die gewünschten Körperteile auf (nicht reiben). Lassen Sie nun die Haut trocknen, ein Nachruhen ist bei Teilwaschungen nicht nötig.

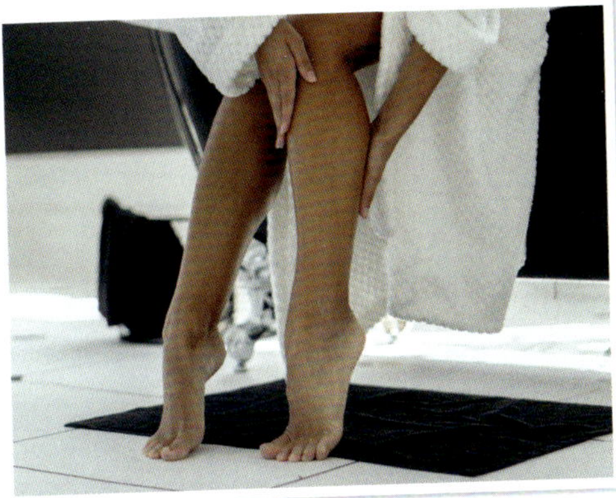

Möchten Sie eine Ganzkörperwaschung durchführen, beginnen Sie am rechten Handrücken, gehen bis zur Schulter und von dort an der Arminnenseite wieder zur Hand zurück. Mit dem linken Arm verfahren Sie in gleicher Weise. Durchfeuchten Sie den Handschuh beziehungsweise das Tuch erneut und waschen nun Ihre Brust (mit Querstrichen) sowie Ihren Leib (mit Längsstrichen). Anschließend sind die

Beine an der Reihe. Beginnen Sie jeweils an der Beinaußenseite bis zum Fuß und gehen Sie an der Innenseite zurück bis zur Leiste, wobei Sie auch hier die rechte Seite zuerst behandeln. Danach befeuchten Sie den Handschuh/das Tuch ein weiteres Mal und waschen – soweit für Sie erreichbar – den Rücken.

Arbeiten Sie zügig, hüllen Sie sich danach in einen warmen Bademantel und ruhen Sie einige Zeit nach. Abends vor dem Zu-Bett-Gehen ausgeführt, ist die Ganzkörperwaschung auch eine wunderbare Schlafhilfe.

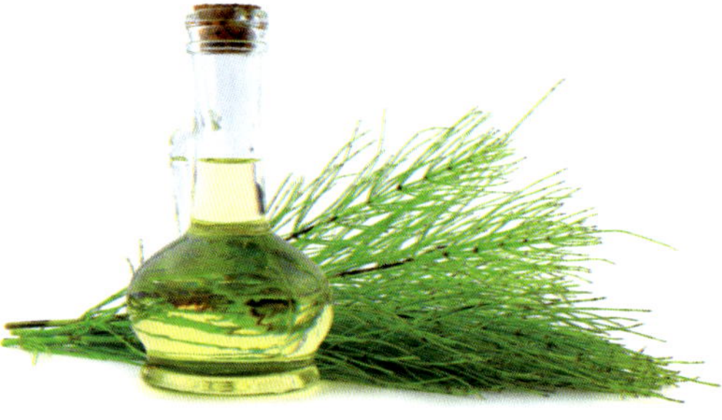

Zinnkrauttinktur

Diese Tinktur unterstützt die Nieren- und Blasenfunktion und hilft bei Inkontinenz sowie Entzündungen der Harnwege. Zudem empfiehlt sie sich bei Durchblutungsstörungen, Hautproblemen wie Akne oder Ekzeme sowie zur Stärkung des Bindegewebes.

Zubereitung:

1. 50 g getrocknetes Zinnkraut zerkleinern, in ein geeignetes Schraubgefäß füllen und mit 500 ml Ansatzalkohol (min. 40 % Vol.) oder einem anderen neutralen Alkohol wie Wodka ansetzen. Das Kraut solle dabei vollkommen bedeckt sein.
2. 4 bis 6 Wochen ziehen lassen, währenddessen hin und wieder schütteln.
3. Danach absieben und in Braunglasflaschen, am besten Tropfflaschen, aufbewahren.

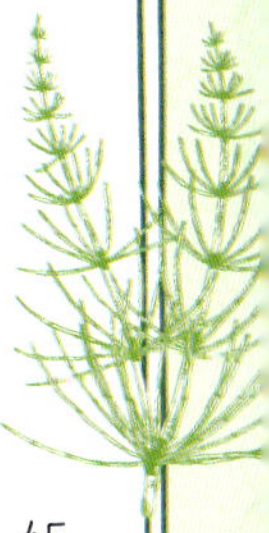

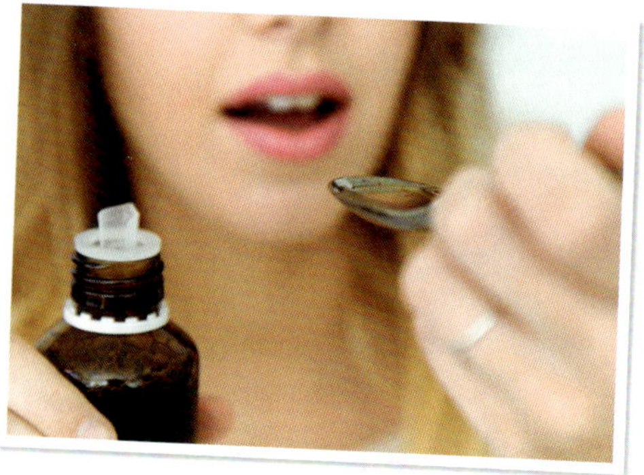

Innerliche Anwendung:

Zur innerlichen Anwendung bei Nieren- und Blasenproblemen sowie zur Stärkung des Bindegewebes werden dreimal täglich 10 Tropfen eingenommen. Sie können diese mit Wasser verdünnen oder direkt auf die Zunge tropfen.

Äußerliche Anwendung:

Zur Linderung von Hautproblemen betupfen Sie die betroffenen Stellen morgens und abends nach dem Waschen mit der Tinktur.

Zinnkraut, ein „Frauenkraut"

Für Frauen ist Zinnkraut aus mehreren Gründen ein echter „Geheimtipp", denn sie bekommen aufgrund ihrer Anatomie überdurchschnittlich oft eine Blasenentzündung. Zudem leiden Frauen im gebärfähigen Alter häufig unter einer Scheidenpilzinfektion, bei der ein Sitzbad oder das Auftupfen der Tinktur (siehe Seite 36 f. und 45 f.) Linderung verschaffen. Auch das Bindegewebe von Frauen ist von Natur aus weicher und lockerer, weshalb fast alle Cellulite haben. Zwar ist die sogenannte Orangenhaut grundsätzlich harmlos, trotzdem beeinträchtigt sie oftmals das Wohlbefinden. Aufgrund seiner blutstillenden Eigenschaften hilft das Zinnkraut zusätzlich bei verstärkten Monatsblutungen sowie Uterusblutungen. Darüber hinaus ähnelt das im Zinnkraut enthaltene Flavon Kaempferol dem weiblichen Östrogenhormon, weshalb es sich auch bei Zyklusstörungen und Wechseljahrsbeschwerden bewährt.

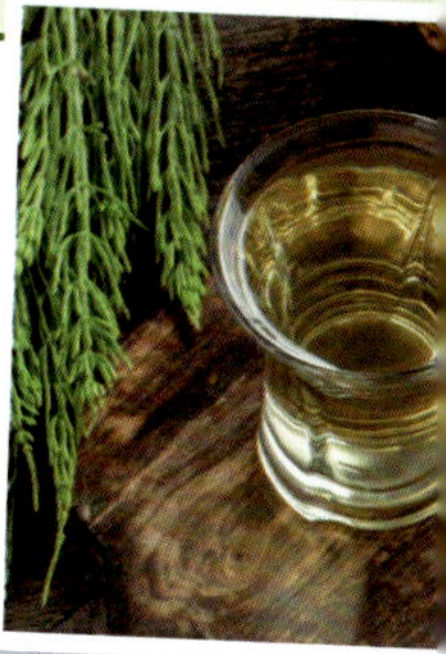

Zinnkrautwein

Sie können von den positiven Eigenschaften des Zinnkrauts auch mithilfe dieses besonderen „Verdauungströpfchens" profitieren, von dem Sie täglich ein Schnapsgläschen nach dem Essen zu sich nehmen.

Zubereitung:

1. 50 g getrocknetes Zinnkraut mit 1 l Weiß- oder Rotwein aufkochen.
2. Den Wein mit dem Kraut 5 bis 7 Tage ruhen lassen.
3. Dann abseihen, in eine Flasche füllen und kühl lagern.

Zinnkraut für die Schönheit

Insbesondere sein hoher Anteil an Kieselsäure (siehe Seite 26f.) macht das Zinnkraut nicht nur in gesundheitlicher, sondern auch in kosmetischer Hinsicht interessant: Es stärkt – wie bereits ausgeführt – das Bindegewebe, verbessert die Elastizität der Haut und fördert deren Durchblutung. Seine zusammenziehende und entzündungshemmende Wirkung verbessert zudem das Hautbild bei Unreinheiten. Darüber hinaus kräftigt Zinnkraut Haare, Fingernägel und Zähne. Kein Wunder also, dass es ein wichtiger Bestandteil in zahlreichen Naturkosmetikprodukten ist. Hier einige Tipps und Anregungen für Sie, wobei die äußerliche Anwendung allein häufig nicht ausreicht, um das gewünschte Resultat zu erzielen.

Zinnkrautbad

Diese Anwendung wurde an anderer Stelle bereits angesprochen (siehe Seite 36ff.). Genießen Sie ein Vollbad, wobei Sie die Haut immer wieder bürsten, um die Durchblutung anzuregen. Auch hier sollte die Dauer des Bades maximal 20 Minuten betragen, danach feucht nachruhen. Wollen Sie die Wirkung des Bades noch verstärken, legen Sie anschließend kalte Auflagen (siehe Seite 38ff.) auf die Problemzonen. Alternativ können Sie den Aufguss auch mit Honig vermischen und auf die jeweiligen Körperstellen für 30 Minuten auftragen.

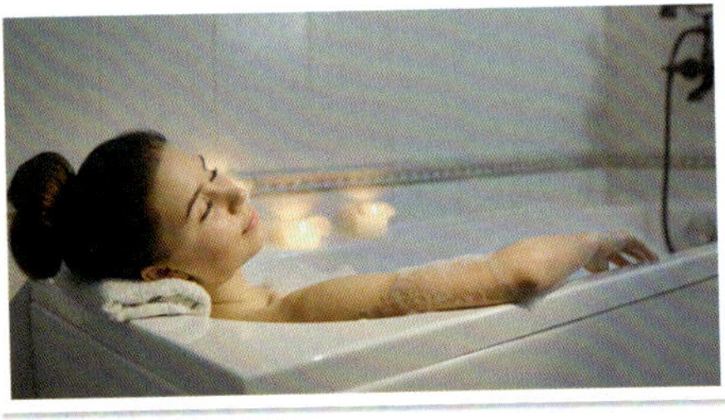

Zinnkrautcreme

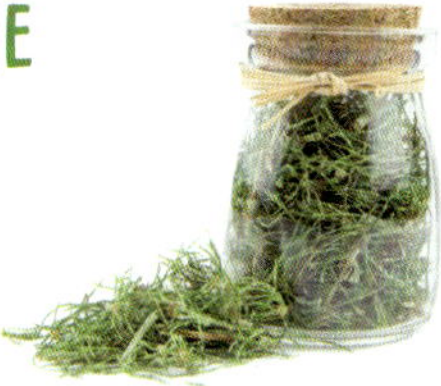

Zutaten:

10 g getrocknetes Zinnkraut
100 ml Wasser
50 g Lanolin anhydricum (aus der Apotheke)
10 ml Blütenöl (zum Beispiel Johanniskrautöl)
einige Tropfen Duftöl nach Wahl

Zubereitung:

1. Einen Zinnkrautsud aus 10 g Zinnkraut und 100 ml Wasser herstellen (siehe auch Seite 31).
2. Das Lanolin in eine Schüssel geben, im Wasserbad schmelzen und 40 ml des noch heißen Zinnkrautsud einrühren.
3. Das Blütenöl zufügen, die Schüssel aus dem Wasserbad nehmen und die Masse so lange rühren, bis sie erkaltet.

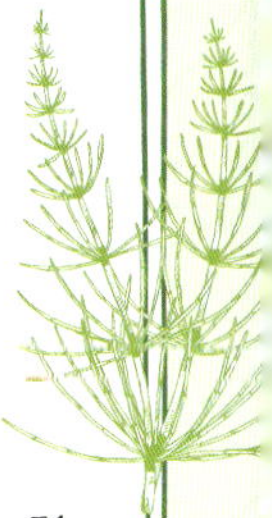

4. Kurz bevor die Salbe fest wird, das Duftöl zugeben.
5. Die Salbe in Gefäße abfüllen und bis zur Verwendung kühl aufbewahren.

Haarspülung mit Zinnkraut

Auch hier kommt der Zinnkrauttee von Seite 31 zum Einsatz: Verteilen Sie den abgekühlten Aufguss nach der Wäsche im Haar und lassen Sie ihn einige Minuten einwirken. Danach mit klarem Wasser ausspülen.

Fertigprodukte

Für alle, die nicht selbst mischen wollen, sind diverse Kosmetikprodukte mit Zinnkraut im Handel erhältlich. Alternativ können Sie auch den Produkten, die Sie bisher verwenden (Cremes, Salben, Lotionen, Shampoos …) einige Tropfen Zinnkrauttinktur (siehe Seite 45) beimischen.

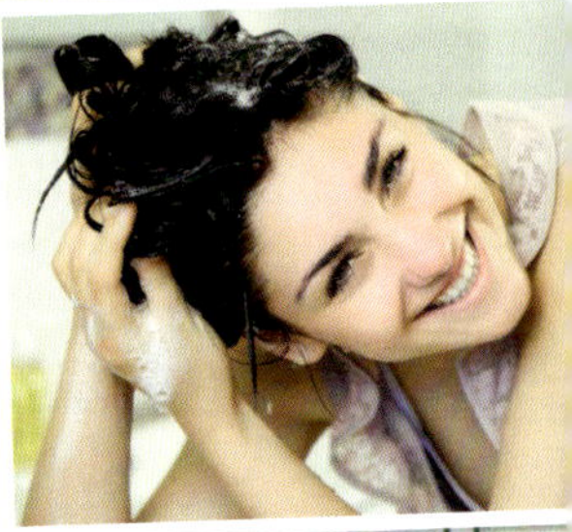

So wird Ihr Haar gefestigt und bekommt mehr Glanz, während Sie gleichzeitig Haarausfall entgegenwirken. **Übrigens:** Leiden Sie unter empfindlicher Kopfhaut, die häufig juckt, spannt und schuppt? Dann probieren Sie mal eine Kopfmassage mit Zinnkrauttee aus.

Handbad

Eine Wohltat für brüchige Nägel – vor allem vor einer Maniküre – ist ein Zinnkrauthandbad. Einfach den lauwarmen oder kalten Zinnkrauttee (siehe Seite 31) in eine Schüssel oder kleine Wanne füllen und die Hände einige Minuten darin baden. Diese werden es Ihnen danken, insbesondere wenn sie rau und rissig sind. Die Hände vor dem Bad gründlich reinigen.

Zinnkraut für den Garten

Bei Landwirten und (Hobby-)Gärtnern ist das Zinnkraut – wie bereits im Vorwort angedeutet – in aller Regel kein gern gesehener Gast. Der Grund hierfür ist, dass das Zinnkraut mit seinem tiefreichenden Rhizomgeflecht sich sehr schnell ausbreitet und andere Gewächse verdrängt. Hinzu kommt, dass man es nur sehr schwer wieder loswird (siehe Seite 17 und Seite 61 ff.).

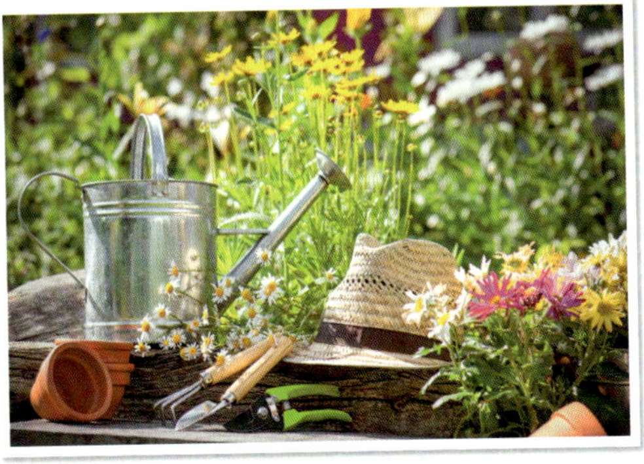

Aber es hat auch hier gute Seiten. Denn ebenso wie das Zinnkraut die Gewebsstrukturen im menschlichen Körper stärkt, stärkt es auch die Stängel und Blätter von Pflanzen und macht diese so widerstandfähiger gegen Pilze und Schädlinge. Zudem können Sie es als wertvollen Dünger verwenden.

Zinnkrautjauche als Dünger

Selbst angesetzter Flüssigdünger enthält natürliche Inhaltsstoffe in schnell löslicher Form und vermindert durch seine relativ schwache Konzentration die häufige Gefahr der Überdüngung deutlich. Ein solcher mild wirkender Stickstoffdünger ist Zinnkrautjauche. Um diese anzusetzen, gehen Sie wie nachfolgend beschrieben vor.

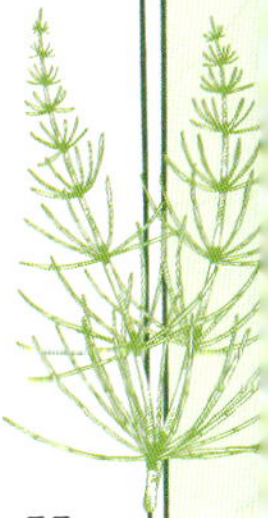

Zubereitung:

1. 1 kg frisches Zinnkraut über einem Eimer oder einem anderen Gefäß

(aus Kunststoff, Holz, Steingut oder Ton, Metallgefäße sind nicht geeignet) mit der Gartenschere grob zerkleinern.

2. Mit 10 l Wasser (möglichst Regenwasser) übergießen und die Mischung mit einem Holzstab gut verrühren.
3. Das Gefäß abdecken – mit einem grobmaschigen Tuch oder mit einer anderen passenden Abdeckung.
4. Die Mischung 2 bis 3 Wochen an einem warmen, sonnigen Platz gären lassen, dabei regelmäßig jeden 2. Tag umrühren. Die Jauche ist fertig, wenn keine Bläschen mehr aufsteigen.

GUT ZU WISSEN

Geben Sie zudem eine Handschaufel voll Steinmehl beziehungsweise etwas Baldrian oder Eichenlaub hinzu, das mildert den bei der Gärung entstehenden unangenehmen Geruch etwas ab.

5. Die Pflanzenreste absieben. Sie können problemlos auf dem Kompost entsorgt werden.

Anwendung:

Die Zinnkrautjauche lässt sich sowohl bei Zier- als auch Nutzpflanzen als Dünger einsetzen. Dazu die Jauche in eine Gießkanne füllen, mit Wasser im Verhältnis 1:5 verdünnen und einmal im Monat zur Kräftigung ausbringen – bevorzugt abends. Achten Sie darauf, weder Blätter noch Wurzeln direkt mit der Jauche zu benetzen.

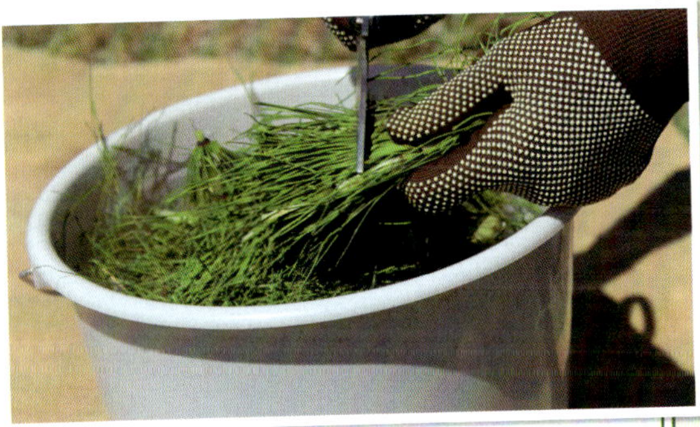

Zinnkrautbrühe als Pflanzenschutz

Die auch unter der Bezeichnung Zinnkrautsud bekannte Brühe ist leicht anzusetzen. Alles, was Sie dafür benötigen, ist Wasser, am besten Regenwasser, und Zinnkraut, wobei auf 1 l Wasser 100 g frisches oder 15 g getrocknetes Zinnkraut kommt. Manche fügen der Brühe auch noch 1 große Zwiebel, 1 Knolle Knoblauch sowie etwas Speiseöl hinzu.

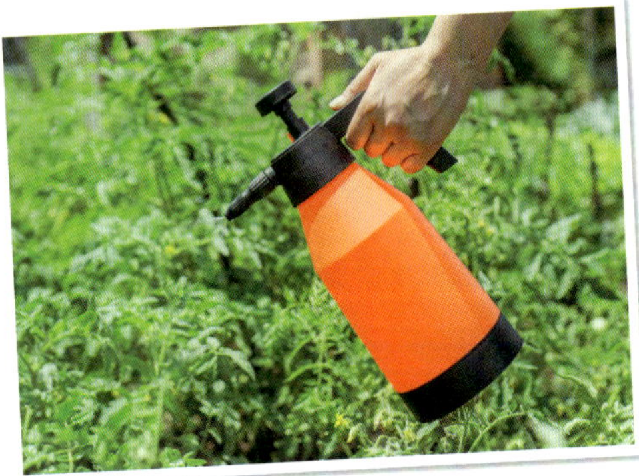

Zubereitung:

1. Das Zinnkraut klein schneiden, in einen Topf geben, mit dem Wasser übergießen und 24 Stunden einweichen lassen.
2. Den Sud 30 Minuten köcheln (davor gegebenenfalls noch die grob gewürfelte Zwiebel und den Knoblauch sowie das Öl zugeben) und abkühlen lassen.
3. Die abgekühlte Brühe absieben beziehungsweise abfiltern (je nachdem wie fein die Düse des später verwendeten Spritzgerätes ist) und in Flaschen oder Gläser füllen.

Anwendung:

Da die Schutzwirkung des Zinnkrauts auf der Kräftigung des Pflanzengewebes beruht, empfiehlt sich ein vorbeugender Einsatz. Dazu die Brühe vor Ausbringung im Verhältnis 1:5 mit Wasser verdünnen und damit die Pflanzen im Frühjahr und Sommer regelmäßig alle 14 Tage gründlich einsprühen, wobei

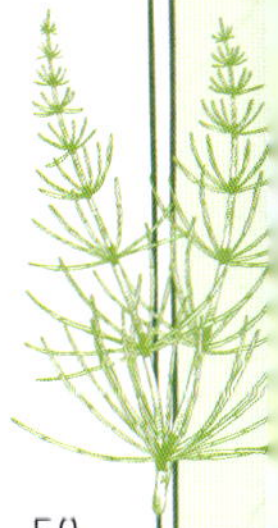

Sie die Blüten auslassen. Bei einem akuten Befall entfernen Sie zunächst die am schlimmsten betroffenen Blätter und behandeln die betroffenen Pflanzen an drei aufeinanderfolgenden Tagen. Die Zinnkrautbrühe schützt u. a. gegen die Blattfleckenkrankheit, Grauschimmel, Mehltau, Sternrußtau, Schorf und Monilia sowie gegen Blattläuse, Rote Spinnen und Lauchmotten.

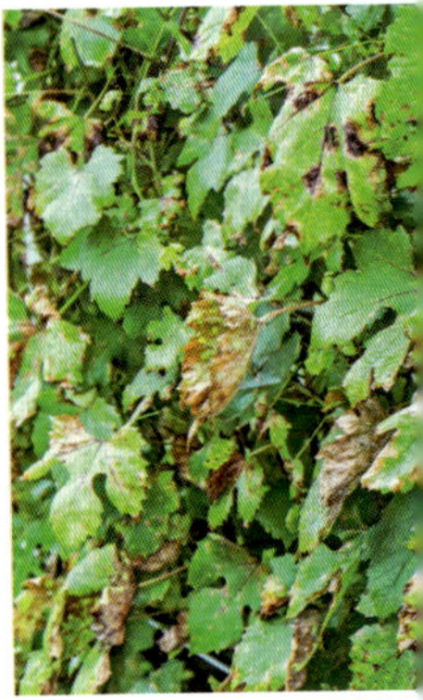

Gut zu wissen

Generell empfiehlt sich die Ausbringung bei trockenem Wetter. Auch sollten Sie die Behandlung nicht bei praller Sonneneinstrahlung durchführen, am besten morgens. Die Zinnkrautbrühe ist völlig ungiftig und kann daher ohne Bedenken auch bei Obst- und Gemüsepflanzen eingesetzt werden.

Exkurs: Zinnkraut bekämpfen

Eigentlich will Ihnen dieses Büchlein ja die Vorteile und damit den Wert des Zinnkrauts aufzeigen, aus den bereits genannten Gründen finden Sie zum Abschluss aber doch noch einige Tipps, wie Sie dem Zinnkraut im eigenen Garten langfristig Herr werden.

Das Zinnkraut ist eine Zeigerpflanze, die auf einen lehmigen, feuchten oder nassen sowie häufig verdichteten Boden hinweist – ein Standort, an dem andere Pflanzen ohnehin nur schlecht gedeihen. Insofern ist nicht das Zinnkraut das primäre Problem, sondern die Bodenbeschaffenheit. Entsprechend sollten Sie sich bei dessen Bekämpfung auf die Verbesserung des Bodens konzentrieren. Geeignete Maßnahmen sind:

- Unterbindung von Staunässe durch das Anlegen von Drainagen und das Einarbeiten von Sand, Kompost und Torf

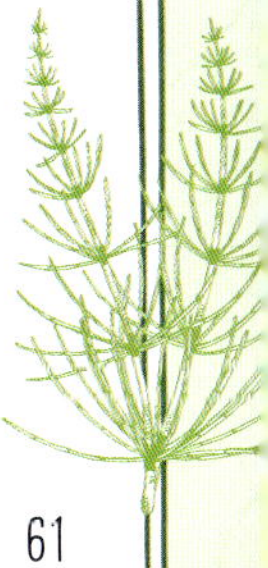

- Regelmäßiges mechanisches Auflockern des Bodens
- Regelmäßiges, aber nicht überreiches Düngen mit Mist, Gülle oder Jauche
- Langfristiges Kalken des Bodens (Zinnkraut bevorzugt einen sauren pH-Wert)

Am besten hilft in der Regel eine Kombination dieser Maßnahmen. Als unsinnig zur dauerhaften Bekämpfung haben sich dagegen Hausmittel wie Essig, Salz oder kochendes Wasser erwiesen, da sie nur oberflächlich wirken, das tiefliegende Rhizomgeflecht aber intakt lassen. Apropos: Mit Hacken oder Ausreißen erreichen Sie häufig das Gegenteil (siehe Seite 17). Auch das Abdecken mit Vlies oder Gartenfolie führt nicht zum gewünschten Erfolg. Darüber hinaus zeigt sich das Zinnkraut ausgesprochen widerstandsfähig gegen Unkrautvernichtungsmittel. Nichtsdestotrotz hier aber noch einige Tipps zur kurzfristigen Eindämmung:

- Manuelles Entfernen der Triebe (die Pflanzenteile zügig entfernen und nicht auf dem Kompost entsorgen; Triebe mit Sporen möglichst wenig bewegen und in Plastiksäcken verpackt in die Mülltonne werfen)
- Sorgfältiges Ausgraben der Wurzeln (mühselig, siehe auch Seite 17)
- Beschattung durch Ansiedelung von Bodendeckern und anderen schattenspendenden Pflanzen
- Anpflanzen von bodenauflockernden Lupinen

Zinnkraut und Rasen

Hier reicht oftmals schon regelmäßiges Mähen und Belüften. Düngen und Vertikutieren Sie Ihren Rasen zudem einmal im Frühjahr und einmal im Spätsommer, wird sich der ungebetene Gast ziemlich schnell wieder „verabschieden“.

Genehmigte Lizenzausgabe
tosa GmbH
Industriestraße 19
64407 Fränkisch-Crumbach 2021
www.tosa-verlag.de

Idee und Projektleitung: Sonja Sammüller
Layout, Satz und Umschlaggestaltung:
design cat GmbH

ISBN 978-3-86313-083-1

Bildnachweis:
Shutterstock: Aleksamart 37; Aleksandra Duda 10; Alexander Raths 54; Andrii Spy_k 58; aniok 3, 7, 9, 13, 17, 21, 23, 25, 27, 29, 31, 41, 43, 45, 49, 51, 55, 59, 61; arigato 13, 18, 20, 34, 39, 47, 52, 56, 60, 63; Brian Hendricks 11; brizmaker 43; CobraCZ 5; Cora Mueller 33; Dn Br 2–17, 21–33, 36–46, 48–63; Duet PandG 4; Equisetum_palustre 20; Fabiana Ponzi 53; FotoHelin 51; geraria Cover, 3, 6, 8, 11, 14, 21, 23, 26, 49, 54; Iakov Filimonov 36; IanRedding 15; Jan Bargmann 35; JenJ Payless2 24; Jojoo64 7; Josep Suria 46; Kazakova Maryia 14, 15; Konstantin Bratsikhin 19; lenetstan 26; Lipatova Maryna 27; MADDRAT 2–17, 21–33, 36–46, 48–64; Madeleine Steinbach 30, 40, 48; Manfred Ruckszio 1; Manfred Ruckszio Cover front, 38; Marina Lohrbach 34; Martina Unbehauen 57; Okcamera 22; Orest lyzhechka 6; Paisit Teeraphatsakool 34; Rudmer Zwerver 16; SerUfim 8; Snezana Milosevic 12; Starover Sibiriak 60; Studio Romantic 50; Syda Productions 41; vaivirga 2; Valerijs Vahrusevs 19; VIRTEXIE 28, 44

Wikimedia: Stefan.lefnaer (https://commons.wikimedia.org/wiki/File:Equisetum_arvense_subsp._arvense_sl36.jpg), Ausschnitt/Schatten, https://creativecommons.org/licenses/by-sa/4.0/legalcode S. 20; Stefan.lefnaer (https://commons.wikimedia.org/wiki/File:Equisetum_palustre_sl11.jpg), Ausschnitt/Schatten, https://creativecommons.org/licenses/by-sa/4.0/legalcode S. 20

Alle weiteren Bilder: design cat GmbH